BEI GRIN MACHT SICH IHR WISSEN BEZAHLT

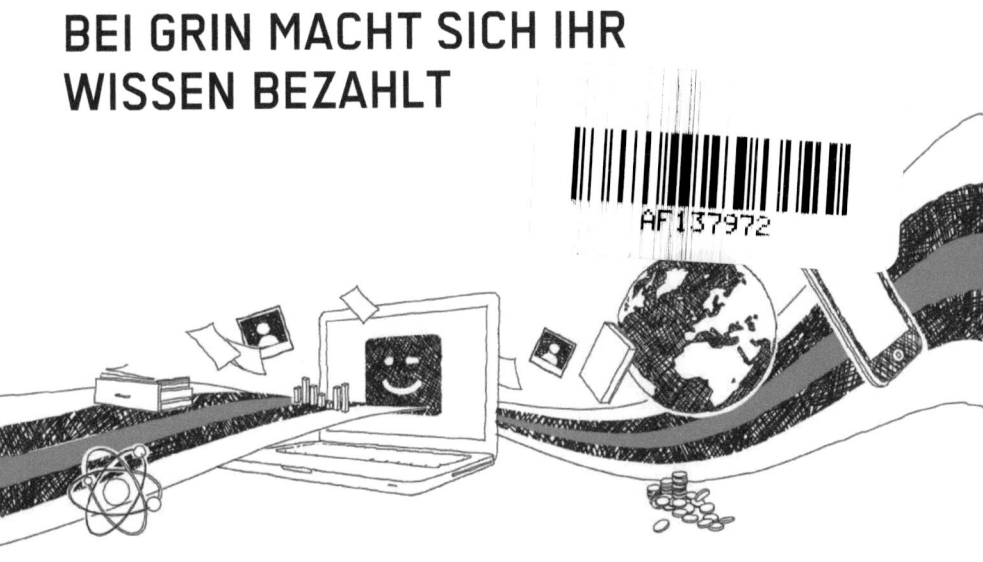

- Wir veröffentlichen Ihre Hausarbeit,
  Bachelor- und Masterarbeit

- Ihr eigenes eBook und Buch -
  weltweit in allen wichtigen Shops

- Verdienen Sie an jedem Verkauf

Jetzt bei www.GRIN.com hochladen und kostenlos publizieren

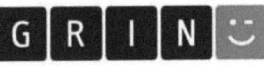

Planung und praktische Umsetzung einer sportpsychologischen Maßnahme

Juliane Bosse

GRIN ☺

Bibliografische Information der Deutschen Nationalbibliothek:

Die Deutsche Nationalbibliothek verzeichnet diese Publikation in der Deutschen Nationalbibliografie; detaillierte bibliografische Daten sind im Internet über http://dnb.d-nb.de abrufbar.

ISBN: 9783389044360
Dieses Buch ist auch als E-Book erhältlich.

Druck und Bindung: Books on Demand GmbH, Norderstedt Germany
Gedruckt auf säurefreiem Papier aus verantwortungsvollen Quellen

Das vorliegende Werk wurde sorgfältig erarbeitet. Dennoch übernehmen Autoren und Verlag für die Richtigkeit von Angaben, Hinweisen, Links und Ratschlägen sowie eventuelle Druckfehler keine Haftung.

Das Buch bei GRIN: https://www.grin.com/document/1488353

Hausarbeit

Name, Vorname	Bosse, Juliane
Studiengang	Master of Arts Prävention und Gesundheitsmanagement
Studienmodul	Sportpsychologische Trainingstechniken III
Termin Lehrveranstaltung	18.03.2024-20.03.2024
Aufgabe	Planung und praktische Umsetzung einer sportpsychologischen Maßnahme bzw. eines Coaching-Prozesses

Inhaltsverzeichnis

1 Darstellung der Ausgangssituation der Maßnahme eines sportpsychologischen Coaching-Prozesses

Im ersten Teil der Ausarbeitung erfolgt die Darstellung der Ausgangssituation: um welche Person dreht sich die Planung, wie sind die Gegebenheiten der Institutionen und das Umfeld auf Wettkämpfen und aus welchen Faktoren setzt sich dich Problemstellung zusammen, die maßgebend für die Wahl einer planbaren Maßnahme ist.

1.1 Beschreibung der beteiligten Person

Es handelt sich um eine 28-jährige Kraftdreikämpferin, die die Sportart bereits seit 5 Jahren auf internationalem Niveau bestreitet. Sie ist zudem Vollzeit im online Management berufstätig und in sozialen Medien (vorranging Instagram) sehr aktiv und in allen Lebensbereichen gleichermaßen ehrgeizig.

Die Athletin hat das Anliegen, ihren Stress besser regulieren zu können und bewusster und mit weniger Druck mit sich selbst umgehen zu wollen, da er sich für ihr empfinden leistungsmindernd auswirkt. Fest macht sie dies, durch eine auffällig hohe Quote an technischen Fehlern bei Rekordversuchen und auf internationalen Wettkämpfen, zu denen es im Training oder auf Landesmeisterschaften nicht kommt. Zudem stellt sie immer wieder einen abfallenden Fokus im Laufe der, bis zu 4 Stunden dauernden, Wettkämpfe fest. Wegen einer Essstörung ihrer Vergangenheit hat die Athletin vor kurzem eine Therapie abgeschlossen und ist psychisch stabil, da es sich bei ihrer Sportart um eine Gewichtsklassensportart handelt, möchte sie hier jedoch weiter mit ihrer Therapeutin in kontakt bleiben, mit der die sportpsychologische Maßnahme abgesprochen wurde.

1.2 Beschreibung der Institution

Die Athletin trainiert, aufgrund zeitlicher Engpässe mit Beruf, Sport und Social Media, in einem privaten und voll ausgestatteten Fitnesskeller bei sich zu Hause, sie hat hier Zugriff auf Wettkampfequipment und filmt sich beim Training regelmäßig selbst. Einerseits zur technischen Kontrolle durch ihre Trainerin, durch die sie online Betreut wird, die sie alle paar Wochen persönlich sieht und durch die sie auf Wettkämpfen betreut wird und um ihre Fortschritte in sozialen Medien wie Instagram und TikTok zu teilen, hier hat sie eine Gesamtreichweite von ca. 50.000 Follower*innen und dafür auch ein Gewinnbringendes Gewerbe über Affiliate-Marketing und Sponsoren ihrer Sportart angemeldet.

Auf Wettkämpfen ist sie deutlich mehr externen Reizen ausgesetzt. Die Veranstaltungen finden meist in großen Turnhallen statt, es läuft permanent Musik, die Warm-Up Bereiche sind eng, warm und voll, es gibt keine Privatsphäre oder Ruheräume und hinzu kommen helle Lichter, viele Kameras und Rufe des Publikums und der, von Wettkampf zu Wettkampf wechselnden Kampfrichter. Auch das Equipment ist verschieden, oder sogar vom Warm Up Bereich zur Plattform. Von der Abwaage, die 2 Stunden vor dem Wettkampf stattfindet, bis zum Ende des letzten Lifts, es gibt Kniebeuge, Bankdrücken und Kreuzheben, vergehen meist 6 Stunden, im Anschluss finden noch die Siegerehrung und oft Dopingkontrollen statt.

1.3 Erläuterung der Problemstellung

Ziel der sportpsychologischen Betreuung ist demnach die funktionelle Ausarbeitung einer stressregulierenden Maßnahme bei einer Wettkampfsportlerin einer Randsportart, mit der Besonderheit ihrer eigenen Social Media Präsenz und direkter Interaktion mit Instanzen von außen, zusätzlich zu Versagensangst bei Rekordversuchen und schneller Reizüberflutung lauter und bunter Wettkampforte, Rufe und Geräusche. Zu beachten sind zudem auch die geringen zeitlichen Kapazitäten für das sportpsychologische Coaching und auch die große Diskrepanz der Bedingungen beim Training und im Wettkampf. Die zusätzliche Belastung der Athletin durch die vorangegangene Essstörung darf ebenfalls nicht außer Acht gelassen werden.

Insgesamt lässt sich die Problematik jedoch mit Stressmanagement und einer sehr hohen Inbezugnahme der Außenwahrnehmung zusammenfassen, deren Optimierung sich für die Athletin nicht nur physisch, sondern auch psychisch Leistungssteigernd und Gesundheitsfördern auswirken kann. Um dies genauer einordnen und Diagnostizieren zu können, wird im kommenden Abschnitt ein zusätzlicher Fragebogen eingesetzt, auf dessen Basis final eine sportpsychologische Trainingsmaßnahme gewählt werden kann.

2 Erläuterung der Maßnahme

Im folgenden Abschnitt der Arbeit wird Erarbeitung und Erläuterung des Maßnahmenplans dargestellt. Die Auswahl dessen erfolgt auf Grundlage der Nutzung des WAI-S Fragebogens und beinhaltet zusätzlich die Beschreibung der verwendeten diagnostischen Instrumente.

2.1 WAI-S Fragebogen

Der WAIS-S Fragebogen ist ein Kurzfragebogen, mit dem psychometrisch die mehrdimensionale Theorie der Wettkampfangst, bestehend aus somatischer Angst, Besorgnis und Zuversicht dargestellt und eingeordnet werden soll. Er wird zu einer genaueren Einordnung der individuellen Problemstellung der Athletin angewandt, um die aktuell optimale Maßnahme für eine bessere Abrufbarkeit der Leistung und ein gesteigertes Wohlbefinden erzielen zu können.

2.1.1 Erläuterung und Durchführung

Der WAI-S Fragebogen umfasst 12 Fragen aus vier verschiedenen Kategorien. Der Bogen wird von der Athletin digital nach einer Trainingseinheit ausgefüllt, die einen Abstand von acht Wochen zum nächsten Wettkampf aufweist.

Abbildung 1 (Abb. 1), zeigt den Ausgefüllten Fragebogen

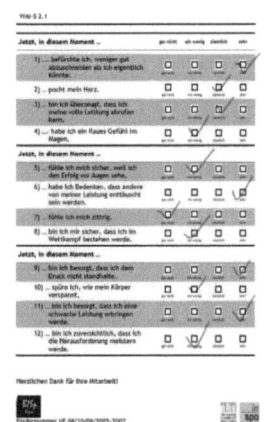

2.1.2 Erfassung und Erläuterung der Ergebnisse, Zielerfassung

Die Auswertung der Ergebnisse des WAI-S Fragebogens wird anhand eines Summen-Scores der jeweiligen Kategorie ermittelt. Die Antwortmöglichkeiten verfügen dabei über die folgenden Werte: „gar nicht" = 1, „ein wenig" = 2, „ziemlich" = 3, „sehr" = 4. Die drei Abschnitte stellen dabei die drei Säulen Angst, Besorgnis und Zuversicht dar.

Aus den Fragen 2, 4, 7 und 10, die die Säule der Angst darstellen, erreicht die Athletin einen Score von 8. Der Wert liegt somit zwischen 4,64 und 9,90 und demnach in einem normalen Bereich. Das Ergebnis lässt sich als Hinweis auf ein, rein körperlich, ausgeglichenes Verhalten werten.

Aus den Fragen 1, 6, 9 und 11, die die Säule der Besorgnis darstellen, erreicht die Athletin einen Score von 16, der Wert liegt somit deutlich über 10,38, ab dem von einer sehr ausgeprägten Komponente der Besorgnis gesprochen wird und auf starke Selbstzweifel im Wettkampfkontext schließen lässt.

Aus den Fragen 3, 5, 8 und 12, die die Säule der Zuversicht darstellen, erreicht die Athletin einen Score von 9, der Wert liegt somit knapp unter einem Ergebnis von 9,26, der auf eine nicht stark ausgeprägte Zuversichts-Komponente schließen lässt und auch hier auf ein geringes Selbstbewusstsein in konkreten Situationen hinweisen kann.

Der WAI-S Fragebogen unterstreicht die Selbsteinschätzung der Athletin und liefert weitere Hinweise auf eine große Versagensangst, Wettkampfangst und eine geringe Zuversicht, als einen geminderten Selbstwert in kompetitiven Situationen, dabei zeigt sich auch, dass es aber zu keinen starken körperlichen Reaktionen auf die psychischen Stressoren kommt. Diese Ergebnisse tragen maßgeblich zur Wahl und Struktur der sportpsychologischen Betreuung und dem Ablauf der kommenden Wochen bei.

2.2 Wahl und Begründung der Maßnahme

Der nächste Wettkampf der Athletin ist die deutsche Meisterschaft 2024, sie findet in acht Wochen satt. Zeitlich liegen ihre Kapazitäten für sportpsychologische Trainingseinheiten bei 2x/Woche bis maximal 60min. Demnach erfolgt eine Planung von 15 Einheiten, bis zum Wettkampf, da die Kapazitäten in der Wettkampfwoche weiter eingeschränkt sind.

2.2.1 Darstellung und Struktur des Maßnahme Plans

Die Darstellung des Maßnahme Plans erfolgt in tabellarischer Form.

Einheit Nr.	Datum	Inhalt	Schwerpunkt
1	26.04.2024	Mentales Training 1	Videotelefonat mit Erklärung des Ziels der Methode
2	30.04.2024	Mentales Training 2	Entspannungsübungen
3	03.05.2024	Selbstgesprächs-regulation 1	Videotelefonat mit Übungen zur Achtsamkeitsübung
4	07.05.2024	Prognosen Training 1	Videotelefonat mit Erklärung des Ziels der Methode
5	10.05.2024	Selbstgesprächs-regulation 2	Videotelefonat mit Übungen zur Problemlösungsfindung
6	14.05.2024	Prognosen Training 2	Nachstellung Wettkampfsituation, Training in der Gruppe + Dokumentierung, Rücksprache in telefonischer Form
7	17.05.2024	Selbstgesprächs-regulation 3	Videotelefonat mit Übungen zur Rationalisierung und passenden Techniken
8	21.05.2024	Mentales Training 3	Visualisierung und Autosuggestion
9	24.05.2024	Prognosen Training 3	Nachstellung Wettkampfsituation, Training in der Gruppe, Anwendung der Ergebnisse des 14.05.2024
10	28.05.2024	Prognosen Training 4	Cueing, Einführung von Schlagwörtern zur Optimierung der Wettkampfleistung

11	31.05.2024	Mentales Training 4	Atemübungen
12	04.06.2024	Selbstgesprächs-regulation 4	Videotelefonat mit Übungen zur Selbstmotivierung
13	07.06.2024	Prognosen Training 5	Cueing, Einführung von Schlagwörtern zur Optimierung der Wettkampfleistung
14	12.06.2024	Selbstgesprächs-regulation 5	Videotelefonat mit Übungen zum Aktionsniveau sowie der Wettkampfstrategie
15	18.06.2024	Mentales Training 5	Meditation
	22.06.2024	Wettkampftag	

Tabelle 1 (Tab. 1): Zeitliche Aufteilung, Maßnahme Struktur

2.2.2 Begründung der gewählten methodischen Inhalte der Planung und des zeitlichen Ablaufs

Die folgende Tabelle (Tab. 2), beinhaltet die Begründung der methodischen Inhalte und des zeitlichen Ablaufs der Maßnahme.

Maßnahme	Begründung methodischer Inhalte	Begründung des zeitlichen Ablaufs
Mentales Training	- Erarbeitung von Cues zur optimierten Vorstellungskraft der gleichbleibenden Bewegungen der Wettkampfübungen, die im Training erlernt wird (Heuer, 1985) - positive Verbindung zwischen den Übungen und Gedanken aufbauen und erlernen (Mayer & Herrmann, 2009)	Zeitlicher Ablauf: 1. Videotelefonat 2. Entspannungsübungen 3. Visualisierung und Autosuggestion 4. Atemübungen 5. Meditation Das Mentale Training ist aus aufeinanderfolgenden Übungen für mehr Selbst-

	- Videogespräche und Gespräche zur Erlernung von Entspannungs- und Atemtechniken, wenn sich psychischer Druck aufbaut und deren Einbindung im Alltag - Insgesamt steht das Erlernen von Entspannungsphasen in Trainings und Wettkampfpausen im Fokus	bewusstsein und innere Ruhe während der Wettkampfbelastung aufgebaut. Dafür erfolgt nach einem Telefonat und der Auswertung der Anamnese und des WAI-S Fragebogens das Erlernen von Entspannungsübungen, Visualisierung und Autosuggestion, Atemübungen und Meditation im zeitlichen Rahmen von 7 Wochen.
Selbstgesprächs-Regulation	- Kontrolle der Gedanken kurz vor oder während eines Wettkampfs - Aufmerksamkeitsveränderung (Landin & Herbert, 1999; Goud, Eck & Jackson, 1992) - Erarbeitung eines Ichbewusstseins, was sich vom Training auf den Wettkampf übertagen lässt - Erlernen des Übertragens sicherer Trainingsleistung auf Wettkampfsetting in anderer Umgebung und mit anderen Reizen, Technik der Rationalisierung (Eberspächer, 2001) - Über Mastery Rituale etablieren, die sich Im Training erlernen und im Wettkampf anwenden lassen	Zeitlicher Ablauf: 1. Videotelefonat mit Übungen zur Achtsamkeitsübung 2. Videotelefonat Problemlösungsfindung 3. Videotelefonat und Besprechung passender Techniken 4. Videotelefonat mit Übungen zur Selbstmotivierung 5. Videotelefonat mit Übungen zum Aktionsniveau sowie der Wettkampfstrategie Die Selbstgesprächsregulation dient zur eigenen Erfassung der Probleme der Athletin und des Herausfindens deren Ursache. Daraufhin folgen Übungen zu Selbstmotivierung und Strategien für mehr Fokus in

		Wettkampfsituationen.
Prognosen Training	- da Probleme des Abrufens der Leistung ausschließlich in Wettkämpfen auftreten, wettkampfähnliche Situationen schaffen (Eberspächer, 2007) - Analyse bestehender Stressoren und deren Ursprungs - Erarbeitung eines mentalen Ablauf- und Notfallplans für den Wettkampf, in dem Zuge auch Rücksprache mit der Trainerin	Zeitlicher Ablauf: 1. Videotelefonat mit Erklärung des individuellen Ziels der Methode 2. Nachstellung Wettkampfsituation, Training in der Gruppe + Dokumentierung, Rücksprache in telefonischer Form 3. Nachstellung Wettkampfsituation, Training in der Gruppe, Anwendung der Ergebnisse des 14.05.2024 4. Cueing 5. Cueing Finalisierung Das Prognosen Training dient zur Erlernung einer stressfreieren und fokussierten Wettkampfsituation. Dazu werden nach einem Einigungsgespräch einzelne Trainingseinheiten näher an die Wettkampfsituation geführt und auf der Auswertung derer Cues für einen sichereren Wettkampfablauf er-arbeitet.

Tab. 2: Begründung methodischer Inhalte und zeitlicher Abläufe

2.2.3 Zielvereinbarung und Einverständnis-, sowie Verschwiegenheitserklärung

Bevor die Arbeit mit der Athletin beginnt, ist deren Einverständniserklärung in die Zusammenarbeit sowie die Aufklärung über die Verschwiegenheitsverpflichtung der sportpsychologischen Trainerin von großer Wichtigkeit. Sie schafft beiden Seiten Sicherheit und gibt zusätzliches Vertrauen. In diesem Rahmen kann nach den Anamnesegesprächen, dem WAI-S Fragebogen und der Grobplanung auch eine Zielvereinbarung getroffen und unterzeichnet werden.

3 Darstellung und Umsetzung der Maßnahme

Im folgenden Abschnitt der Arbeit werden sowohl Darstellung als auch Umsetzung der jeweiligen Einheiten dargestellt. Aufgrund einer optimierten Übersicht der Vielzahl der Trainingssessions erfolgt diese in Tabellarischer form und auf die einzelnen Methoden aufgeteilt.

3.1 Darstellung und Umsetzung des Mentalen Trainings

Die folgende Tabelle (Tab. 3), zeigt die Darstellung und Umsetzung der geplanten Trainingseinheiten des Mentalen Trainings.

Trainingseinheit, Datum	Umsetzung	Beschreibung
Zielsetzung Mentales Training, 26.04.2024	- Erstellung einer Zielsetzung für den Trainingsbereich des Mentalen Trainings - Schritt 1: individuelle Bewegungsabfolge der Wettkampflifts schriftlich und mit eignen Worten festhalten (Janssen,	- Subvokales Training, Videotelefonat - Erstellung einer individuellen Zielsetzung - Bewegungsablauf erst per Selbstgespräch erstellen - Zielsetzung für Gesamtzeitraum: Entspan-

	1996)	nung aufbauen, positive Selbstgespräche schaffen, Leistung wertfrei visualisieren -Dauer: 45min (inkl. 1 Pause)
Entspannungsübungen, 30.04.2014	- Autogenens Training - Progressive Muskelrelaxation - Rückwärtszählung - Fokussierung	- Erlernen verschiedener Entspannungsübungen, klinisch-therapeutischer und sportpsychologischer Art - Erstellung eines Trainingsplanes der Entspannungsübungen (jeden 2. Tag eine Übung), um bis zum Wettkampf individuell sinnvolle Methoden erproben zu können - Dauer: 60min (inkl. 2 Pausen)
Visualisierung und Autosuggestion, 21.05.2024	- Individuelle Bewegungsabfolge als Selbstgespräch auswendig lernen, Rücksprache mit Trainerin zu individueller Richtigkeit halten - Anschließend Abgleich der eigenen Vorstellungskraft mit aktuellen Trainingsvideos -Dabei bewusst die in der vorherigen Einheit gelernten Entspan-	- Verdecktes Wahrnehmungstraining mit Videotelefonat - Beobachtung der eigenen Bewegungsabläufe mit Anschließender Beschreibung ohne Bewertung - Dauer: 60min (inkl. 2 Pausen)

	nungstechniken einplanen und anwenden	
Atemübungen, 31.05.2024	- Erlernter Bewegungsablauf wird auf kürzere Bausteine heruntergebrochen und in mehreren Schritten auf kurze, leicht einprägsame Worte (Cues) heruntergebrochen - Die Cues werden mit positiven Gefühlen und Erfolgen verknüpft - nach der sportpsychologischen Einheit erfolgt ein Krafttraining mit der praktischen Anwendung	- Wiederholung der Visualisierung der Vorwoche, Telefonat - Erlernen der Atemtechnik 4-7-8 - 2. Gemeinsame Anwendung von Achtsamkeitsübungen, mit dem Ziel der Beobachtung von Gefühlen und Emotionen mit Möglichkeit direkter Rücksprache und Einordnung - Dauer: 30min
Meditation, 18.06.2024	- Auswertung der Vorangegangenen Einheiten, ggf. finale Überarbeitung der Cues - Testlauf eines theoretischen Wettkampfes mit Cue-Anwendung, Atem- und Entspannungsübungen für einen sicheren Ablauf	- Ideomotorisches Training, Telefonat - Genaue Vorstellung der Bewegungsabläufe und Knotenpunkte Nach jedem Lift geplante Pausen mit kurzer Meditation - Telefonische Rücksprache nach Eigenübung - Dauer: 45min (inkl. 1 Pause)

Tab. 3: Umsetzung und Beschreibung des Mentalen Trainings

Beim Mentalen Training steht besonders der bewusste Umgang mit den wettkampfspezifischen, stressbedingten Emotionen im Fokus, die sich bei der Athletin leistungsmindernd auswirken. Die 5, aufeinander aufbauenden, Trainingseinheiten vereinen deswegen die Rationalisierung und positive Konnotierung der Bewegungsabläufe mit dem Erlernen von Entspannungstechniken und der Fähigkeit, Körper und Geist rasten und sich regenerieren zu lassen, um belastbarer sein zu können. Eigenständige Arbeit ist hier, zusätzlich zu den geplanten Einheiten, dringend von Nöten, da diese Fertigkeiten von Grund auf neu erlernt werden.

3.2 Darstellung und Umsetzung der Selbstgesprächsregulation

Die folgende Tabelle (Tab. 4), zeigt die Darstellung und Umsetzung der geplanten Trainingseinheiten der Selbstgesprächsregulation.

Trainingseinheit, Datum	Umsetzung	Beschreibung
Zielsetzung Selbstgesprächsregulation, Achtsamkeitsübungen 03.05.2024	-Einleitendes Gespräch, Hintergrund der Selbstgesprächsregulation -Finden individueller Zielsetzung Beispiele zeigen, andere Sportlerinnen -Übung: sachliche Analyse der Leistung und Technik anderer Athletinnen, mit dem Ziel der Änderung der Wahrnehmung - Shift zu eigener Leistungsbeurteilung (Hausaufgabe schriftlich, spätestens 3 Tage vor nächstem Termin: die eigene	- Videotelefonat - Überblick zum Thema Selbstgespräch vermitteln - Finden individueller Zielsetzung - Erlernen und besprechen bereits bekannter Achtsamkeitsübungen, Muskelrelaxation - Dauer: 75min (inkl. 3 Pausen)

	Leistung des letzten Wettkampfs so wenig emotional wie möglich beurteilen)	
Problembesprechung und Lösungsfindung, 10.05.2024	-Gemeinsame Auswertung der Hausaufgabe der Vorwoche - gemeinsam erneut in Wettkampfsituation versetzen und negative Gedanken laut aussprechen, Stopp Einruf der Trainerin zur direkten Unterbrechung und Erkennung der eigenen, negativen Beurteilung -Verbindung der Probleme mit positiven Gedankensmustern - gesamten Ablauf schriftlich festhalten	- Telefonat - Auswertung der Hausaufgabe, darauf aufgebraut Anamnese Wettkampfangst (+WAI-S) Gedankenstopp Technik -Dauer: 45min (inkl. 1 Pause)
Alternative Achtsamkeitstechniken, 17.05.2024	- Die in der letzten Einheit erkannten negativen Gedanken werden mit Positiven Emotionen oder Übungen verknüpft, um Stress und dadurch folgende Leistungsminderung nachhaltig reduzieren zu können - dazu wird unter Anderem Musik oder auch die Rolltreppen- und Farb-	- Telefonat - Erarbeitung weiterer Stopp Strategien Anwendung Rolltreppentechnik, Farbtechnik Nutzen von Musik und Playlist Wettkampf -Dauer: 45min (inkl. 1 Pause)

	technik genutzt	
Selbstmotivierung, 04.06.2024	- Verständnis für eigene Situation schaffen - die eigenen Verhaltensweisen nachvollziehen können und die Möglichkeit geben, diese zu hinterfragen Bewusstes und strukturiertes einbinden von Pausen (Rheinberg, 1997) Darauf achten, emotionale Distanz zu negativen Gedanken zu wahren	- Telefonat - Intrinsische Motivation, Neugier-Anreiz-Erfolg und Unterschied zur extrinsischen Motivation bewusst machen und Fokus auf die eigenen Ziele lenken, Druckabbau - Dauer: 60min (inkl. 2 Pausen)
Aktionsniveau und Wettkampfstrategie 12.06.2024	- Wiederholung der erlernten Fähigkeiten des positiven Selbstwahrnehmung und des Gedankenstopp - Finalisierung und Rücksprache zu den Bewusstseinsübungen und dem Einbinden von Musik als positives Tool der Gedankenkontrolle - Gabe der Kontaktmöglichkeit für den Wettkampftag, als Backup	- Videotelefonat - Wiederholung und Festigung der Erlernten Techniken, Planung im Wettkampfkontext, Wann ist Welche Strategie sinnvoll? - Dauer: 60min (inkl. 2 Pausen)

Tab. 4: Umsetzung und Beschreibung der Selbstgesprächsregulation

Das Ziel der Selbstgesprächsregulation ist das Erlernen der Fähigkeit sich selbst realistisch und positiv einzuschätzen und einen objektiven Blick auf das aktuelle Geschehen in Training und Wettkampf zu erlernen. Dies dient der Eigenmotivation, dem Erkennen der intrinsischen Motivation und auch deren Fokussierung. Im Laufe der Einheiten wird deswegen mit theoretischen und praktischen Mitteln, Videoanalysen und Wahrnehmungstechniken gearbeitet. Besonders das Nutzen der Verschriftlichung des Prozesses dient der Anwendbarkeit über das Coaching hinaus. Die Athletin wird nach dem Abschluss des Trainingsblocks über eine realistische Struktur für den Wettkampf und einen Notfallkoffer für emotionale Notsituationen verfügen.

3.3 Darstellung und Umsetzung des Prognosen Trainings

Die folgende Tabelle (Tab. 5), zeigt die Darstellung und Umsetzung der geplanten Trainingseinheiten des Prognosen Trainings.

Trainingseinheit, Datum	Umsetzung	Beschreibung
Zielsetzung Prognosen Training, 07.05.2024	- Vor Telefonat findet Trainingseinheit mit festgelegten, hohen Kraftwerten durch die Trainerin statt - Lifts werden aus verschiedenen Perspektiven gefilmt - in gemeinsamem Telefonat erfolgt rationale Einschätzung	- Videotelefonat, realistische Einschätzung der körperlichen Leistung, Förderung realistischer Selbsteinschätzung insbesondere für den Wettkampftag durch Testlauf im Training - Dauer: 45min (inkl. 1 Pause)
Nachstellung und Dokumentation Wettkampfsituation, anschließend, 14.05.2024	- Zusammenfassung der letzten Session des Prognosen Trainings durch die Athletin - Herunterbrechen der Inhalte auf Schlagworte, an der sich aktuelle Belastbarkeit messen lässt	- Videotelefonat - Schlagworte entwickeln, die realistische Belastbarkeit widerspiegeln - Dauer: 30min (ohne Pause)

	- dazu erneute Verwendung der Videos aus Prognosen Training 1	
Nachstellung Wettkampfsituation, Anwendung der Ergebnisse der vorherigen Trainingseinheit, 24.05.2024	- Erstellung einer fiktiven Wettkampfsituation Schilderung aller Gedanken und Gefühle der Athletin dazu - Auswertung des Umganges bei vergangenen Wettkämpfen - Verschriftlichung der häufig aufkommenden Schlagworte, positiv wie negativ	- Telefonat - Rückblick auf letzten Wettkampf - Förderung ehrlicher Selbsteinschätzung der Athletin ohne emotionale Distanz - Feststellung der Unterschiede zur Aufgabe der Vorwoche - Dauer: 45min (inkl. 1 Pause)
Cueing, 28.05.2024	-Übertrag der Ergebnisse des Prognosen Trainings 3 auf anstehenden Wettkampf - Entwickeln Wettkampfspezifischer Schlagworte, die positiv konnotiert und zugleich realitätsnah sind	-Telefonat -Schlagworte werden mit dem Wettkampftag in Verbindung gebracht Direkte Distanzierung der Trainingseinheit -Wo sieht Athletin entscheidende Unterschiede? -Schriftliche Überarbeitung der Schlagworte/Cues -Dauer: 30min (ohne Pause)
Cueing Finalisierung, 07.06.2024	- im Videotelefonat werden Lifts des Vergangenen Wettkampf angesehen und auf Grundlage der Arbeit der vergangenen Wochen neu bewer-	- Videotelefonat - Finalisierung der Schlagworte für den Wettkampf Erstellung der Merkmale einer individuell realisti-

tet	schen Zielsetzung für
- im Anschluss erfolgt	den anstehenden Wett-
eine Planung von	kampf
Schlagworten für den	- Dauer: 20min (ohne
kommenden Wettkampf,	Pause)
um fokussiert das Ziel im	
Auge behalten zu kön-	
nen	

Tab. 5: Umsetzung und Beschreibung des Prognosen Trainings

Welche Leistungen können realistisch erwartet werden? Diese Frage beantworten zu können ist das Ziel des Prognose Trainings. In 5 aufeinander aufbauenden Einheiten wird, mithilfe vergangener Wettkämpfe und aktueller Trainingseinheiten ein System aus Schlagworten erarbeitet, was der Athletin die Möglichkeit bietet, einen Leitfaden für die eigene Erwartungshaltung an abrufbare Leistung zu entwickeln. Im Verhältnis zum Mentalen Training und der Selbstgesprächsregulation, sind die Trainingseinheiten des Prognosetrainings verhältnismäßig kurz und inhaltlich intensiv.

4 Diskussion

Im Abschließenden Teil der Arbeit erfolgt eine kritische Diskussion der Vorgehensweise und Zielsetzung. Das Resümee beinhaltet zusätzlich Optimierungsvarianten für potenziell folgende Trainingseinheiten mit der Klientin.

4.1 Diskussion der Vorgehensweise und Zielsetzung

Vorgehensweise, Zielsetzung

Eine Woche nach dem Wettkampf erfolgt ein Telefonat mit der Athletin, um sich ein Feedback bezüglich ihres aktuellen Befindens, zum Verlauf des Wettkamps, sowie der Zufriedenheit bezüglich des sportpsychologischen Coachings einzuholen.

Die Athletin berichtet von einer starken Verbesserung der leistungsmindernden Nervosität, aber auch, dass sie teilweise überfordert mit der großen Auswahl an Hilfsmaßnahmen war und hier mehr Zeit für eine sinnvolle, individuelle Selektion benötigt hätte. Auch den Umgang mit sozialen Medien am Wettkampftag hätte sie, rückblickend, mehr einschränken wollen, fühlte sich ihren Follower*innen und Sponsoren gegenüber aber zu einer persönlichen Meldung verpflichtet.

Insgesamt empfindet sie die Zielsetzung als gut umgesetzt, jedoch besteht noch viel Aufarbeitungsbedarf der letzten Wettkampfjahre

Sie äußert deswegen den Wunsch nach Handouts zur eigenen Weiterarbeit und gegebenenfalls sogar einem Workbook. Das Interesse an Trainingssessions für die Zukunft besteht weiterhin, allerdings ausschließlich für eine Stunde im Monat, da ihr zeitlichen Kapazitäten zu gering für mehr sind.

Außerdem stellt sie fest, dass die Symptomatik der vergangenen Essstörung nicht durch die Betreuung, aber auch den Wettkampf in der Gewichtsklassensportart, beeinflusst wurde.

4.2 Resümee

Insgesamt lässt sich sagen, dass die konkrete Zielsetzung: die funktionelle Ausarbeitung einer stressregulierenden Maßnahme in Bezug auf den Wettkampf teilweise erreicht wurde und sich mit den gewonnenen Erkenntnissen voraussichtlich in der Zukunft positiv beeinflussen lassen wird.

Dass die Klientin die Leistung weiterhin in Anspruch nehmen wird, spricht für eine individuell passende Maßnahme und die erbrachte Leistung der Coachin. Sinnvoll wäre es in Zukunft, die Anwendbarkeit für den stressigen Alltag auszuweiten, um am generellen Problem der nicht vorhandenen Entspannungsfähigkeit arbeiten und einen optimierten Übertrag auf die sportliche Leistungsfähigkeit erzielen zu können, sowie die mentale Gesundheit nicht zu gefährden.

4.3 Optimierungspotenzial kommender Maßnahmen

Das Optimierungspotential ist, aufgrund des ausgiebigen Feedbacks der Klientin und ihrer Motivation, weiter an sich zu arbeiten, gegeben und mit folgenden Maßnahmen, die in Tabelle 6 dargestellt werden, denkbar:

Maßnahme/Tool	Beschreibung/Begründung

Workbook	Vorgefertigte Abfolge von Atem und Entspannungsübungen verschiedener Dauer für die selbstständige Arbeit zuhause
Toolbox für akut stressige Situationen	Notfallbox mit Hilfsmitteln, um aufkommende Panik zu verhindern oder Stress bewusst als solchen zu verarbeiten (Beispielhafter Inhalt: Ammoniak, Zitronensaft, Zettel und Stift, Affirmationskarten, scharfe Kaugummis, Therapieknete)
Kombination mehrerer Methoden in einer Trainingseinheit	Erst nach längerer Zusammenarbeit nötig, das Aufbrechen einzelner Maßnahmen, um sich direkt nach den Bedürfnissen der Klientin richten zu können. Beispielsweise eine Kombination aus mentalem Training und Selbstgesprächsregulation.
Wettkampfbetreuung vor Ort	Als Back Up für mehr Sicherheit der Klientin, großer zeitlicher und finanzieller Aufwand.
Thematisierung sportpsychologischer Maßnahmen in sozialen Medien	Um der Athletin Druck zu nehmen ist auch die offene Kommunikation mit ihren Sponsoren und Follower*innen denkbar, um auf beiden Seiten Bewusstsein für die stressige Situation und somit die Möglichkeit von Verständnis zu schaffen. Da der positiv erlebte Rückhalt, auch mit negativen Erlebnissen, z. B. nach Verletzungen (Hardy & Grace, 1993) eine große Stütze der Belastbarkeit der Klientin ist.

Tab. 6: Maßnahme Möglichkeiten für eine weiterführende Betreuung

5 Literaturverzeichnis

Eberspächer, H. (2001). Mentales Training. Ein Handbuch für Trainer und Sportler (5.,durchges. Neuaufl., S. 26). München: Copress Sport.

Eberspächer, H. (2007). Mentales Training. Das Handbuch für Trainer und Sportler (7., durchges. Neuaufl.). München: Copress

Gould, D., Ecklund, R. C. & Jackson, S. A. (1992). 1988 U.S. olympic wrestling excellence: II. Thoughts, and affect occurring during competition. The Sport Psychologist, 6, 383–402.

Hardy, C. J. & Grace, R. K. (1993). The dimensions of Social Supports when dealing with sport injuries. In D. Pargman (Hrsg.), Psychological bases of sport injuries (S. 122–144). Morgantown: Fitness Information Technology.

Heuer, H. (1985). Wie wirkt mentale Übung? Psychologische Rundschau, 36, 191–200.

Landin, D. & Herbert, E. P. (1999). The influence of self-talk on the performance of skilled female tennis players. Journal of Applied Sport Psychology, 11, 263–282.

Mayer, J. & Hermann, H.-D. (2009). Mentales Training. Grundlagen und Anwendung in Sport, Rehabilitation, Arbeit und Wirtschaft (1. Aufl., S. 26-40). Heidelberg: Springer Medizin

Mentales Training (MT), abgerufen am 20.04.2024, 14:06 Uhr unter: https://www.bispsportpsychologie.de/SpoPsy/DE/Infoportal/Sportpsychologische_Betreuung_im_Spitzensport/trainingstechniken/Mentales_Training.html

Rheinberg, F. (2006). Motivation (6., überarb. u. erw. Aufl.). Stuttgart: Kohlhammer.

WAI-S Fragebogen, abgerufen am 22.04.2024, 11:47 Uhr unter: https://www.bispsportpsychologie.de/SharedDocs/Publikationen/SpoPsy/DE/Fragebogen/WAI_S.html

Anhang

Anhang 1: Tabellenverzeichnis

Anhang 2: Abbildungsverzeichnis

BEI GRIN MACHT SICH IHR
WISSEN BEZAHLT

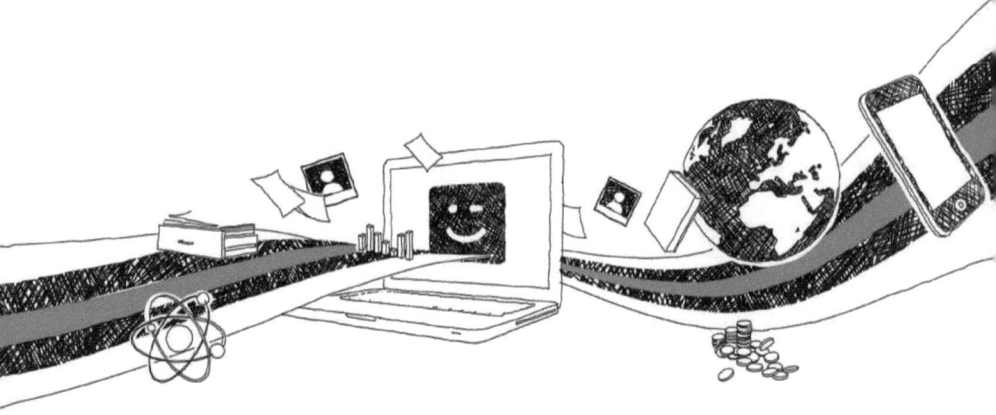

- Wir veröffentlichen Ihre Hausarbeit,
  Bachelor- und Masterarbeit

- Ihr eigenes eBook und Buch -
  weltweit in allen wichtigen Shops

- Verdienen Sie an jedem Verkauf

Jetzt bei www.GRIN.com hochladen
und kostenlos publizieren

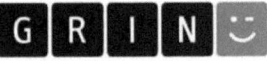